Cisti ovarica

Tutto quello che devi sapere

La dottoressa Sheila Harrison

Disclaimer

Questo contenuto serve a fornire informazioni generali sulla malattia e mira a consentirti di cercare assistenza medica tempestiva, se necessario, per prevenire complicazioni. È fondamentale sottolineare che queste informazioni non sostituiscono la consultazione di un medico qualificato. Il campo della scienza medica è in continua evoluzione e, data la natura dinamica della conoscenza medica, ti consigliamo di chiedere il parere di un esperto se riscontri incongruenze o intendi agire in base alle informazioni contenute in questo contenuto. Non ignorare mai la guida medica professionale né ritardare il trattamento sulla base di qualcosa che hai letto online, incluso questo materiale, o da qualsiasi altra fonte online. Ricorda sempre che Internet non può curarti; piuttosto, la guarigione avviene attraverso la guida di professionisti medici e la provvidenza di Dio.

AVVISO: *Si consiglia la dovuta discrezione del lettore alla natura di alcune immagini*

Contenuto Del libro. Grazie.

Tabella dei contenuti

Sezione 1
Panoramica

Una cisti ovarica è una sacca piena di liquido che cresce nell'ovaio durante l'ovulazione. Di solito si verificano all'interno o sulla superficie delle ovaie, parte del sistema riproduttivo femminile che produce gli ormoni estrogeni e progesterone, nonché le cellule uovo (ovuli) necessarie per la riproduzione. Le cisti ovariche sono comuni e colpiscono le donne di tutte le età, anche dopo la menopausa. La maggior parte delle cisti ovariche che si formano sono benigne e si restringono da sole dopo un po' di tempo.

Le cisti benigne non causano alcun dolore o disagio, ma alcune cisti possono essere a rischio di rottura. Le cisti rotte possono portare a una serie di complicazioni che richiedono cure mediche immediate. Una cisti ovarica potrebbe anche essere un fattore di rischio per il cancro ovarico.

La maggior parte di queste cisti scompare durante le prime 14-16 settimane di gravidanza, ma alcune, come le cisti della teca luteina, possono persistere fino al parto. La maggior parte di queste masse cistiche non sono più funzionali dopo la 16a settimana di gravidanza.

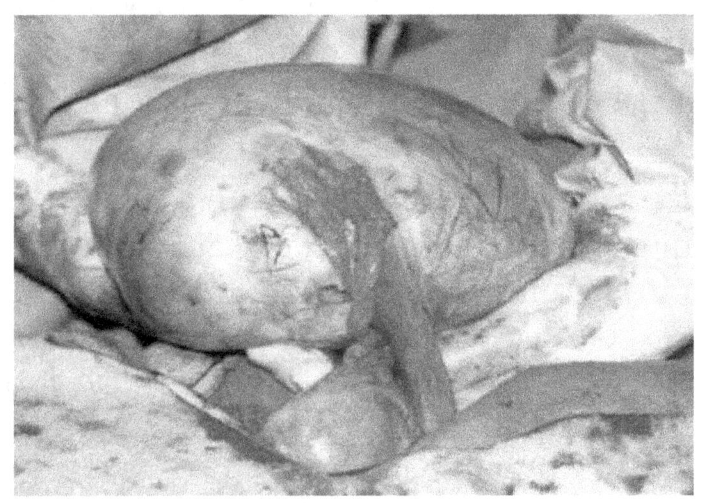

L'immagine sopra è una cisti ovarica destra multiloculare di 24 cm di lunghezza

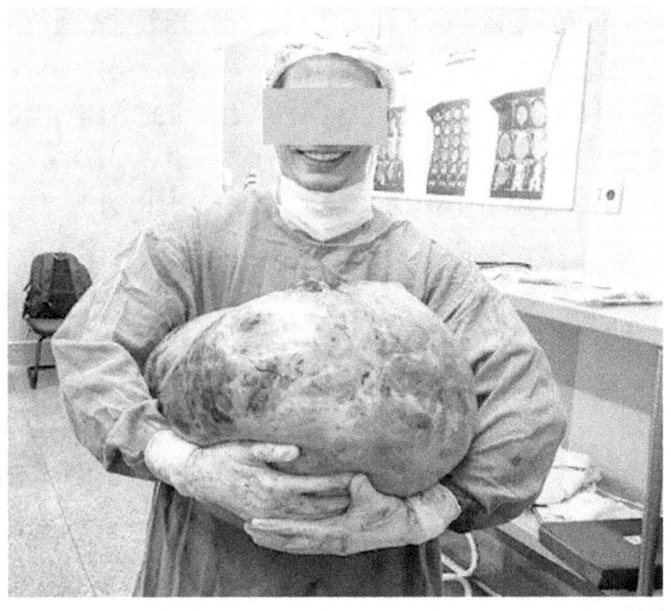

Sezione 2
Tipi e cause delle cisti ovariche

Cisti funzionali E cisti patologiche sono i due principali tipi di cisti ovariche. I due tipi più comuni di cisti ovariche funzionali sono il corpo luteo e le cisti follicolari. Le cisti associate all'endometriosi, le cisti dermoidi e le cisti di cistoadenoma costituiscono la maggior parte delle cisti patologiche.

Le cisti funzionali, il tipo di cisti ovarica più comunemente diagnosticato, si verificano come risultato della normale funzione del ciclo mestruale. Di solito iniziano da un follicolo, una struttura simile a una cisti che produce cellule uovo. Normalmente, un follicolo maturo, o sacca, si apre per rilasciare un uovo. Dopo il rilascio dell'ovulo, il follicolo si dissolve e diventa un corpo luteo, che produce estrogeni e progesterone. Una cisti ovarica si forma quando il follicolo, o corpo luteo, presenta un difetto che gli fa accumulare liquido e quindi formare una cisti.

Esistono due tipi di cisti funzionali.
- **Cisti follicolari:** Questa forma si forma quando il follicolo non si apre per rilasciare

un uovo e provoca un accumulo di liquido, formando una cisti.

- **Cisti del corpo luteo**: Ciò si verifica dopo che il follicolo è diventato un corpo luteo, ma un accumulo di liquido provoca la formazione di una cisti.

Le masse ovariche più comuni associate alla gravidanza sono le cisti funzionali, come il corpo luteo della gravidanza e le cisti della teca-luteina. All'ecografia, i fattori ormonali possono far sì che la cisti follicolare o la cisti del corpo luteo appaiono diversamente.

Le cisti funzionali sono le più comuni, ma solitamente sono innocue e non causano sintomi. Questi spesso si restringono e scompaiono dopo due o tre cicli mestruali. Anche le cisti funzionali non si verificano nelle donne in menopausa poiché le loro ovaie non producono più ovociti.

Esistono anche altri tipi di cisti ovariche rare che non sono correlate al ciclo mestruale. Queste cisti si formano principalmente a causa della crescita anormale delle cellule.

- **Cisti dermoidi**: Queste cisti contengono

tessuti (capelli, pelle, tessuto adiposo, ecc.), poiché sono formate da cellule embrionali. Sono anche conosciuti come teratomi. Queste cisti benigne generalmente raggiungono dimensioni piuttosto grandi e devono essere rimosse chirurgicamente.

- **Cistoadenomi**: Sono formate da cellule che rivestono l'esterno delle ovaie, che crescono all'esterno mentre sono attaccate alle ovaie da una struttura a forma di gambo. Possono contenere materiale acquoso o simile a muco e possono anche raggiungere dimensioni piuttosto grandi.

- **Endometriomi**: Queste cisti sono causate dall'endometriosi, una condizione medica in cui il tessuto endometriale uterino – tessuto simile al rivestimento dell'utero – cresce all'esterno dell'utero. Queste sono chiamate "cisti cioccolato" a causa del colore del sangue trovato al loro interno.

Sia le cisti dermoidi che i cistoadenomi possono essere innocui, ma quelli eccezionalmente grandi possono spostare l'ovaio fuori posizione e causare torsione ovarica. Questo è quando un'ovaia si attorciglia attorno ai legamenti che la tengono in posizione. La torsione ovarica è molto pericolosa poiché interrompe l'afflusso di sangue alle ovaie e alle tube di Falloppio (la struttura che trasporta gli ovuli dalle ovaie all'utero).

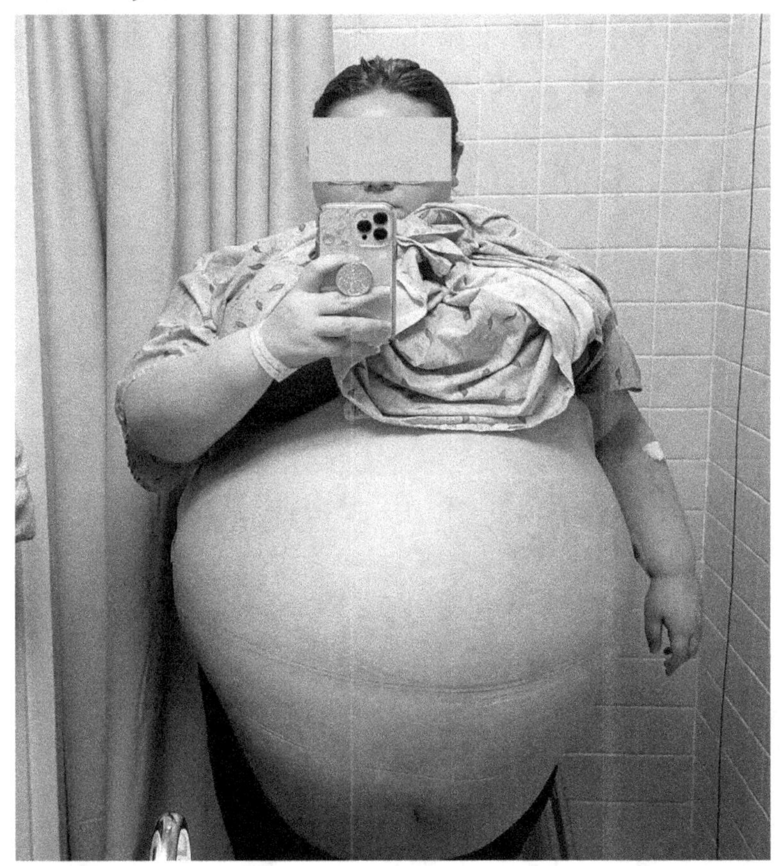

Sezione 3
Fattori di rischio delle cisti ovariche

Una persona può essere a rischio di avere una cisti ovarica se presenta uno dei seguenti fattori di rischio:

- Squilibrio ormonale o altri problemi ormonali
- Gravidanza (una cisti che persiste sull'ovaio anche dopo l'ovulazione)
- Avere endometriosi (dove le cellule endometriali uterine crescono all'esterno dell'utero)
- Avere la sindrome dell'ovaio policistico (PCOS)
- Grave infezione pelvica
- Fumare
- Ipotiroidismo (bassi ormoni tiroidei nel corpo)
- Una precedente cisti ovarica
- Sanguinamento

Tieni presente che avere uno qualsiasi di questi fattori di rischio non significa che svilupperai una cisti ovarica.

Sanguinamento nella cisti ovarica

Esistono vari tipi di cisti ovariche. La maggior parte di essi viene solitamente scoperta incidentalmente durante l'esame fisico o l'imaging. Le cisti ovariche possono causare complicazioni, tra cui rottura, emorragia e torsione, che sono considerate emergenze ginecologiche.

Sì, è possibile. A seconda del tipo di cisti e delle sue dimensioni, il sanguinamento può verificarsi per diversi motivi. È importante notare che non tutte le cisti ovariche causano sanguinamento e molte di esse potrebbero non provocare alcun sintomo. Tuttavia, se avverti dolore pelvico improvviso o grave, forte sanguinamento o altri sintomi insoliti, è importante consultare immediatamente un medico.

Esistono vari modi attraverso i quali può provocare sanguinamento.

-   Uno dei motivi più comuni è che una cisti può interferire con la normale funzione delle ovaie, causando squilibri ormonali. Nello specifico, le cisti ovariche possono produrre ormoni come estrogeni o progesterone, che possono influenzare il ciclo mestruale. Ciò può portare a problemi con il ciclo mestruale, come periodi abbondanti o irregolari, o spotting (sanguinamento vaginale anomalo tra i periodi). Se una cisti produce un eccesso di estrogeni, può causare un ispessimento del rivestimento dell'utero, portando a periodi più pesanti o prolungati. D'altra parte, se una cisti interferisce con la produzione di progesterone, può causare periodi irregolari o mancati.

- In alcuni casi, una cisti ovarica può rompersi o torcersi, provocando dolore e sanguinamento improvvisi e gravi. Anche una cisti ovarica può causare sanguinamento. Quando si apre, può causare forti dolori e sanguinamento all'interno del bacino. Ciò richiede cure mediche immediate. Ciò può anche portare a complicazioni come emorragie interne o infezioni.

- Inoltre, il sanguinamento può verificarsi anche se un tipo di cisti ovarica, nota come cisti emorragica, è piena di rotture di sangue.

Sezione 4
Sintomi delle cisti ovariche

La maggior parte delle pazienti con cisti ovariche sono asintomatiche e le cisti vengono scoperte accidentalmente durante l'ecografia o l'esame pelvico di routine. Alcune cisti, tuttavia, possono essere associate a una serie di sintomi, talvolta gravi, inclusi i seguenti

- Dolore o disagio nel basso addome

- Gonfiore addominale

- Forte dolore da torsione (torsione) o rottura - La rottura della cisti è caratterizzata da dolore pelvico improvviso, acuto e unilaterale; questo può essere associato a traumi, esercizio fisico o coito. La rottura della cisti può portare a segni peritoneali, distensione addominale e sanguinamento (che di solito è autolimitante)

- Disagio durante il rapporto, in particolare la penetrazione profonda

- Cambiamenti nei movimenti intestinali come stitichezza

- Pressione pelvica che causa tenesmo o frequenza urinaria

- Irregolarità mestruali

- Nausea o vomito
- Difficoltà a urinare o frequente bisogno di urinare
- Pienezza anche dopo aver mangiato piccole porzioni
- Difficoltà a rimanere incinta
- Pubertà precoce e menarca precoce nei bambini piccoli
- Pienezza addominale e gonfiore
- Indigestione, bruciore di stomaco o sazietà precoce
- Endometriomi: sono associati all'endometriosi, che provoca una classica triade di mestruazioni dolorose e abbondanti e dispareunia
- Tachicardia e ipotensione: possono derivare da un'emorragia causata dalla rottura della cisti
- Iperpiressia: ciò può derivare da alcune complicazioni delle cisti ovariche, come la torsione ovarica
- Dolorabilità al movimento annessiale o cervicale
- La neoplasia sottostante può essere associata a sazietà precoce, perdita di peso/cachessia, linfoadenopatia o

mancanza di respiro correlata ad ascite o versamento pleurico

Le cisti ovariche benigne non causano alcun sintomo negativo finché non si rompono, diventano di grandi dimensioni e/o bloccano l'afflusso di sangue alle ovaie. Se si verifica uno dei casi sopra indicati, i sintomi che possono presentarsi possono includere (ma non sono limitati a):

Se tu o la persona amata soffrite di un dolore improvviso e intenso, potrebbe essere un segno che la cisti si è rotta o che si è verificata una torsione ovarica. Una cisti rotta può portare a un'emorragia interna, che richiede cure mediche immediate.

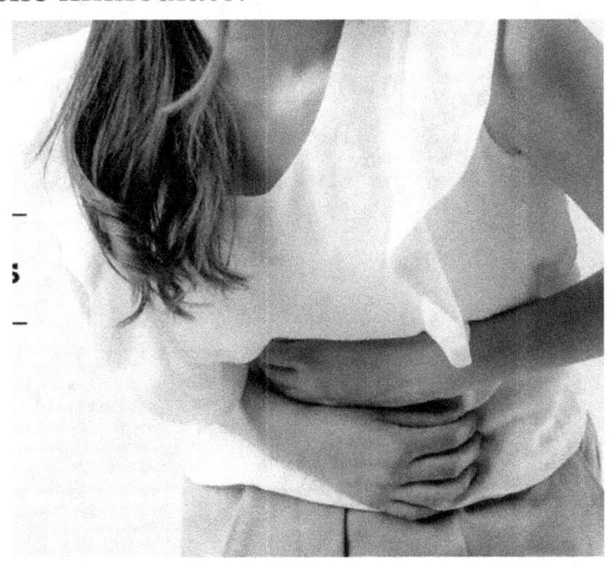

Sezione 5
Diagnosi delle cisti ovariche

Poiché la maggior parte delle cisti ovariche sono innocue, spesso non vengono diagnosticate e alla fine scompaiono dopo un po' di tempo. In alcuni casi, le donne sottoposte a visita per altri motivi medici possono scoprire incidentalmente la presenza di una cisti ovarica asintomatica. Se tu o la persona amata manifestate uno qualsiasi dei sintomi, ciò potrebbe indicare la presenza di una cisti grande o maligna.

Un esame pelvico di routine da parte di un medico è il primo passo per fare una diagnosi. Per questo esame, il medico esaminerà te o gli organi riproduttivi della persona amata e si assicurerà che nulla sia fuori dall'ordinario. Di solito proveranno a rilevare eventuali grumi o cambiamenti anomali che possono avvertire.

Il medico può ordinare un'ecografia pelvica per ulteriori esami. È molto simile a un test ecografico di gravidanza, ma serve per controllare il sistema riproduttivo tuo o della persona amata. Verrà eseguita un'ecografia per confermare se esiste davvero una cisti, dove si trova, quanto è grande e se è solida, piena di liquido o un mix di entrambi.

Altri metodi di diagnosi possono includere:

- **Laparoscopia**: Il medico pratica una piccola incisione sull'addome e inserisce uno strumento sottile dotato di una piccola luce e di una telecamera (un laparoscopio) per esaminare le ovaie. Poiché si tratta di un metodo chirurgico, tu o la persona amata sarete sotto anestesia. Se viene rilevata una cisti, il medico può anche rimuoverla durante questa procedura.

- **Scansione TC/RM**: Se l'ecografia non è in grado di fornire risultati, è possibile eseguire invece una TC o una risonanza magnetica. Una scansione MRI utilizza onde magnetiche per produrre immagini dettagliate dei tuoi organi interni, mentre una scansione TC utilizza l'imaging corporeo per creare una sezione trasversale dei tuoi organi interni.

- **Analisi del sangue CA125**: Questo test cerca una proteina specifica chiamata antigene tumorale 125, o CA125, nel flusso sanguigno. La presenza di questa proteina nel sangue può essere un indicatore precoce del cancro ovarico, ma non è necessariamente accurata. Potrebbe essere necessario eseguire ulteriori test per confermare se si tratta di cancro o altro.

Sezione 6
Cisti ovariche in gravidanza

Il corpo luteo è responsabile della produzione di progesterone durante la gravidanza e normalmente regredisce intorno all'ottava settimana di gestazione.

La maggior parte delle cisti associate alla gravidanza, come le cisti del corpo luteale e follicolari, si risolvono entro l'età gestazionale di 14-16 settimane e rispondono a livello ormonale, consentendo una gestione conservativa. Entro l'età gestazionale di 16-20 settimane, fino al 96% delle masse si risolve spontaneamente. La risoluzione delle cisti è meno probabile quando sono più grandi di 5 cm o hanno una morfologia complessa. Le cisti semplici di diametro inferiore a 6 cm hanno un rischio di malignità inferiore all'1%.

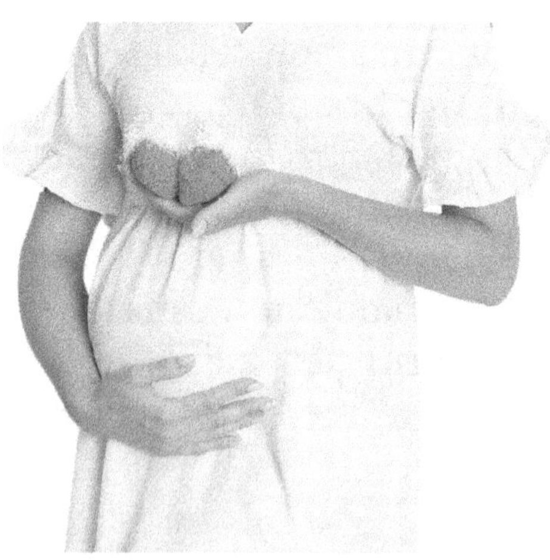

Le cisti del corpo luteale tendono ad essere più grandi e più sintomatiche delle cisti follicolari e sono più soggette a emorragia e rottura. Le cisti follicolari sono generalmente più piccole e l'emorragia interna è relativamente rara.

Le masse che persistono più a lungo possono giustificare un ulteriore accertamento per una potenziale malattia neoplastica sulla base dei risultati clinici e delle prove radiologiche. Gli studi sul CA 125 sierico non sono raccomandati in gravidanza, poiché i livelli possono fluttuare ampiamente durante la gravidanza normale, in particolare nel primo e nel secondo trimestre, e possono essere elevati in molte condizioni benigne. Un gruppo suggerisce l'osservazione, con intervento chirurgico postpartum in pazienti selezionati che presentano masse annessiali estese e persistenti in cui i risultati ecografici non sono altamente suggestivi di malignità. Tuttavia, nelle situazioni in cui le cisti sono sintomatiche, causando dolore e disagio, o con una rapida crescita agli ultrasuoni seriati, si dovrebbe prendere in considerazione la rimozione chirurgica.

Se la neoplasia è una possibilità e l'intervento chirurgico nel peripartum è giustificato, il rischio di danneggiare la gravidanza viene valutato rispetto a un ritardo nel trattamento, ma l'intervento viene generalmente ritardato fino alla metà del secondo trimestre, quando la maggior parte delle cisti si è risolta.

Alcune condizioni ovariche specifiche della gravidanza includono l'ovaio iperstimolato, la sindrome da iperstimolazione ovarica, l'iper reazione luteina, le cisti teca-luteiniche e il luteoma della gravidanza. Le ovaie iperstimolate rappresentano una normale risposta ovarica ai livelli circolanti di hCG e sono tipicamente osservate nelle donne che sono state sottoposte a induzione dell'ovulazione.

Scoppio di cisti ovariche legate alla gravidanza

Anche durante la gravidanza, una rottura di cisti ovarica funzionale non è in genere motivo di preoccupazione. Con il tempo, il liquido della cisti si assorbe naturalmente, quindi tutto ciò che serve sono alcuni farmaci antidolorifici e alcuni giorni di riposo pelvico.

Infatti, la maggior parte dei professionisti medici sconsiglia di trattare la rottura delle cisti ovariche durante la gravidanza se non con una vigile attesa, che comporta l'osservazione, l'ecografia e il monitoraggio.

Anche se non tutte le donne avvertono dolore in seguito alla rottura di una cisti ovarica, alcune lo fanno. Una rottura di cisti ovarica può causare dolore da moderato a grave, sanguinamento vaginale, nausea, vomito, vertigini e persino febbre.

Tuttavia, se esiste il rischio di infezione derivante dalla rottura, sanguinamento significativo, torsione o qualsiasi altro effetto sulla gravidanza, il medico può consigliare un intervento chirurgico.

Cosa può fare una donna incinta se ha una cisti ovarica?

La maggior parte delle cisti ovariche non influenzerà in alcun modo la gravidanza. Ad esempio, ci sono buone probabilità che una cisti del corpo luteo scompaia da sola entro il secondo trimestre. Mentre alcuni altri tipi di cisti possono continuare a crescere durante la gravidanza e occasionalmente causare dolore, nella maggior parte dei casi queste cisti non danneggiano il feto.

Per assicurarti che una cisti ovarica non influisca sulla tua gravidanza, chiedi al tuo medico di programmare ecografie di routine per controllare le ovaie. Un'ecografia per cisti ovariche può essere utilizzata per tenere traccia di qualsiasi cisti per assicurarsi che non si sviluppi o cambi in un modo che potrebbe essere allarmante.

Cisti fetali e neonatali

Nelle neonate femmine, le cisti ovariche rappresentano il tipo più frequente di tumore addominale, con un'incidenza stimata superiore al 30%.

Si ritiene che le cisti ovariche fetali siano causate dalla stimolazione ormonale, come le gonadotropine fetali, gli estrogeni materni e l'hCG placentare. Inoltre, è stata identificata un'associazione tra cisti ovariche fetali e diabete materno e ipotiroidismo fetale.

La maggior parte delle cisti ovariche fetali sono piccole e involute entro i primi mesi di vita e non hanno significato clinico. Vengono generalmente diagnosticati nel terzo trimestre di gravidanza e la maggior parte tende a risolversi tra le 2 e le 10 settimane dopo la nascita.

La diagnosi differenziale di queste cisti comprende le cisti uracali, le anomalie della duplicazione intestinale, il teratoma cistico e l'ostruzione intestinale. L'ecografia intrauterina è necessaria per differenziare le cisti ovariche da queste altre possibilità.

L'aspirazione di queste cisti può essere eseguita ma è associata a complicazioni, come la riformazione della cisti, l'infezione e il travaglio prematuro. Una volta effettuata la diagnosi di cisti ovarica fetale, è importante eseguire esami ecografici seriati per rilevare eventuali cambiamenti strutturali nelle dimensioni o nell'aspetto o complicanze, come idroamnios, ascite o torsione. Di queste complicanze, la torsione ovarica è la complicanza più grave di una cisti ovarica fetale e può manifestarsi come tachicardia fetale dovuta all'irritazione peritoneale.

Una corretta gestione comprende l'ecografia seriale per cercare segni di regressione o un intervento chirurgico postnatale se la cisti è complicata o ha un diametro superiore a 5 cm.

Cisti ovariche nelle donne in postmenopausa

Anche se le cisti funzionali si verificano raramente nelle donne in postmenopausa, sono comunque a rischio di altri tipi di cisti ovariche. Anche se le ovaie non producono più ovuli o ormoni, sono ancora attive e quindi a rischio di sviluppare cisti. Uno studio stima che all'età di 65 anni,circa il 4% delle donne sarà ricoverata in ospedale per cisti ovariche.

I sintomi e i fattori di rischio delle cisti ovariche nelle donne in postmenopausa sono simili a quelli che si verificano nelle donne in premenopausa. Tuttavia, il rischio di cancro ovarico è elevato nelle donne in postmenopausa. Pertanto, il medico può prescrivere un test specifico per individuare i marcatori del cancro (fare riferimento alla sezione Diagnosi delle cisti ovariche di seguito) per determinare se la cisti è maligna o meno. Può anche essere eseguito un test di imaging ecografico. Il trattamento della cisti può variare a seconda della natura della cisti.

Cisti ovariche E Sindrome dell'ovaio policistico (PCOS)

Avere sintomi prolungati sopra elencati potrebbe essere un segno di sindrome delle ovaie policistiche o PCOS. La PCOS è un disturbo medico in cui le funzioni delle ovaie sono compromesse e causano uno squilibrio ormonale. Le tre caratteristiche principali della PCOS sono:

1. Periodi irregolari e/o prolungati (o assenti) che interrompono il processo di ovulazione;

2. Livelli anormali di ormoni sessuali maschili (androgeni) che causano

cambiamenti fisici come eccesso di peli sul viso o sul corpo;

3. Ovaie policistiche, dove le ovaie contengono un numero anormale di follicoli pieni di liquido.

Avere due dei tre criteri può significare che hai la PCOS.

Nonostante il nome del disturbo, le donne con PCOS in realtà non producono cisti, ma si riferiscono piuttosto a follicoli che non sono in grado di rilasciare un ovulo. Questo è un segno che l'ovulazione non avviene. La PCOS può essere causata da livelli ormonali anomali nel corpo, che interrompono le funzioni riproduttive.

Il motivo principale per cui le cisti ovariche vengono confuse con la PCOS è perché condividono i sintomi, vale a dire cambiamenti anomali del ciclo mestruale, dolore pelvico e nausea. Si riferiscono anche al fatto che le cisti sono il problema centrale che causa complicazioni. Tuttavia, la PCOS è in realtà uno squilibrio dell'equilibrio ormonale che causa cambiamenti significativi nelle funzioni riproduttive di una donna. Le cisti ovariche, invece, si formano a causa del ciclo mestruale e non interrompono le funzioni riproduttive. Le cisti ovariche possono causare gravi complicazioni fisiche come la torsione ovarica, mentre la PCOS provoca cambiamenti fisici dovuti allo squilibrio ormonale in atto.

In alcuni casi, le persone affette da PCOS potrebbero non sviluppare alcuna cisti ovarica.

Sezione 7
Gestione/trattamento delle cisti ovariche

Considerazioni sull'approccio

Molte pazienti con cisti ovariche semplici sulla base dei risultati ecografici non necessitano di trattamento. In una paziente in postmenopausa, una cisti semplice persistente di dimensione inferiore a 10 cm in presenza di un valore normale di CA125 può essere monitorata con esami ecografici seriati.

Le donne in premenopausa con cisti semplici asintomatiche inferiori a 8 cm all'ecografia in cui il valore CA125 rientra nell'intervallo di riferimento possono essere monitorate, con una ripetizione dell'esame ecografico dopo 8-12 settimane. La terapia ormonale, incluso, come detto sopra, l'uso degli OCP, non è utile per risolvere la cisti.

Molte pazienti con cisti ovariche semplici riscontrate mediante esame ecografico non necessitano di trattamento. In una paziente in postmenopausa, una cisti semplice persistente di dimensione inferiore a 10 cm in presenza di un valore normale di CA125 può essere monitorata con esami ecografici seriati.

Le cisti ovariche possono risolversi naturalmente

A volte. Alcune piccole cisti ovariche, come le cisti funzionali, possono risolversi da sole senza alcun trattamento. Tuttavia, non tutte le cisti ovariche guariscono naturalmente, poiché il trattamento delle cisti ovariche dipende da diversi fattori, tra cui le dimensioni, il tipo e i sintomi della cisti. Cisti più grandi o cisti che causano dolore o disagio significativo possono richiedere un intervento medico.

Inoltre, alcune cisti ovariche, come le cisti dermoidi o gli endometriomi, non scompaiono da sole e potrebbero richiedere un intervento chirurgico per essere rimosse. Ricorda, è importante consultare il tuo medico se hai una cisti ovarica, poiché può fornire una diagnosi accurata e consigliare opzioni di trattamento appropriate in base alla tua situazione individuale.

Rimedi casalinghi per una cisti ovarica

Le donne che sospettano una cisti ovarica dovrebbero consultare un medico prima di provare qualsiasi trattamento domiciliare, poiché è essenziale diagnosticare la causa della cisti e quindi elaborare il piano di trattamento di conseguenza.

Alcuni rimedi naturali possono aiutare ad alleviare i sintomi delle cisti ovariche, ma è importante consultare un medico prima di provare nuovi trattamenti.

1. **Analgesici da banco:** Alcuni farmaci antidolorifici da banco possono alleviare temporaneamente il dolore. Tuttavia, è necessario consultare il medico se il dolore persiste o si ripresenta troppo spesso.

2. **Terapia del calore:** L'applicazione di una piastra elettrica o di un impacco caldo sul basso addome può aiutare ad alleviare il dolore pelvico e i crampi causati dalle cisti ovariche.

3. **Bagno ai sali Epsom:** Fare un bagno con i sali Epsom può aiutare le donne a ridurre il dolore e altri sintomi delle cisti ovariche. L'alta concentrazione di solfato di magnesio nel sale Epsom agisce come rilassante muscolare, alleviando il dolore.

4. **Tecniche di rilassamento:** Alcune tecniche di rilassamento, come la respirazione profonda, la meditazione, lo yoga, ecc., possono aiutare a gestire i sintomi delle cisti ovariche, poiché lo stress e l'ansia possono esacerbare sintomi come dolore e disagio.

5. **Esercizio:** L'esercizio fisico regolare può aiutare a migliorare il flusso sanguigno e ridurre l'infiammazione, il che può aiutare a ridurre il rischio di cisti ovariche e migliorare la salute generale delle ovaie.

6. **Cambiamenti nella dieta:** Seguire una dieta equilibrata ricca di frutta, verdura, cereali integrali e proteine magre può aiutare a sostenere la salute riproduttiva generale.

7. **Rimedi alle erbe:** Alcune erbe, come lo zenzero e la curcuma, possono avere proprietà antinfiammatorie che potrebbero aiutare a ridurre l'infiammazione e il dolore associati alle cisti ovariche. È stato dimostrato che la curcumina o la curcuma aiutano con la PCOS e le cisti ovariche. Secondo uno studio scientifico lo zenzero presenta caratteristiche fitoterapiche e medicinali. Questi includono principalmente proprietà antimicrobiche, antinfiammatorie e antiossidanti. Di

conseguenza, questa erba versatile aiuta a diminuire la dominanza ormonale in vari modi. È importante consultare il medico prima di assumere qualsiasi integratore a base di erbe, poiché potrebbero interagire con altri farmaci o avere effetti collaterali.

Ricorda, sebbene questi rimedi possono aiutare ad alleviare i sintomi associati alle cisti ovariche, non sostituiscono le cure mediche. È importante consultare il proprio medico per determinare il miglior corso di trattamento per la propria situazione individuale.

Terapia farmacologica

Le pillole contraccettive orali (OCP) proteggono dallo sviluppo di cisti ovariche funzionali. Le cisti funzionali esistenti, tuttavia, non regrediscono più rapidamente se trattate con contraccettivi orali combinati rispetto alla gestione in attesa.

Laparotomia e laparoscopia

Le cisti ovariche semplici persistenti di dimensioni superiori a 10 cm (soprattutto se sintomatiche) e le cisti ovariche complesse dovrebbero essere prese in considerazione per la rimozione chirurgica. Gli approcci chirurgici comprendono una tecnica aperta (laparotomia) o una tecnica minimamente invasiva (laparoscopia) con incisioni molto piccole. Quest'ultimo approccio è preferito nei casi presunti benigni. Rimuovere la cisti intatta per l'analisi patologica può significare rimuovere l'intera ovaia, anche se nelle donne più giovani si dovrebbe tentare un intervento chirurgico salvaguardando la fertilità.

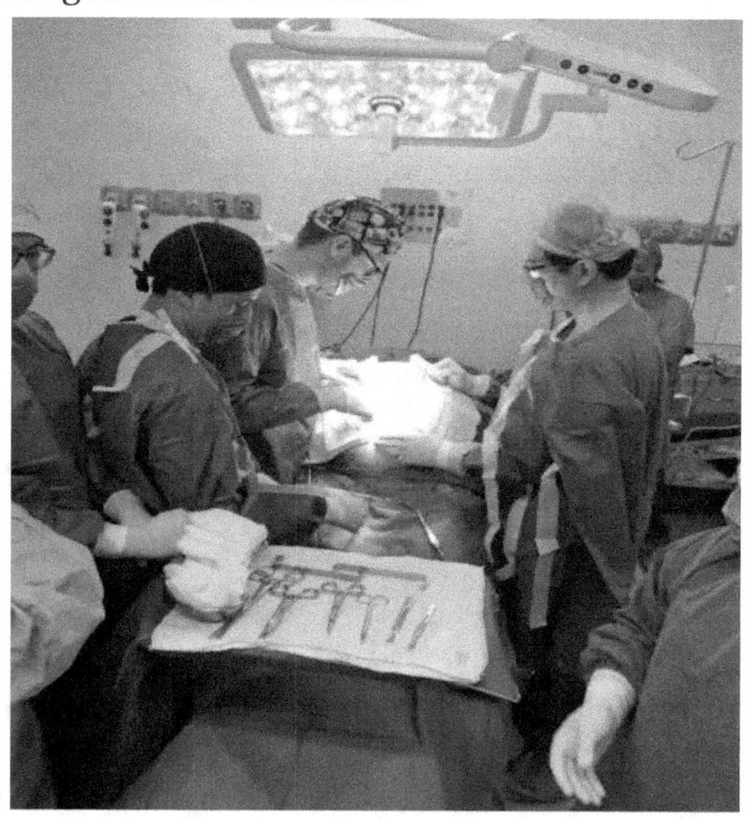

Ovariectomia bilaterale

L'ovariectomia bilaterale e, spesso, l'isterectomia vengono eseguite in molte donne in postmenopausa con cisti ovariche, a causa dell'aumentata incidenza di neoplasie in questa popolazione.

Rinvio

Secondo le linee guida ACOG, si raccomanda l'invio a un oncologo ginecologico per i seguenti pazienti:

- Paziente in postmenopausa con CA125 elevato, risultati di imaging coerenti con neoplasia, ascite, massa nodulare o fissa o evidenza di metastasi
- Paziente in premenopausa con CA125 molto elevato, risultati di imaging coerenti con tumore maligno, ascite, massa nodulare o fissa o evidenza di metastasi
- Paziente in premenopausa o postmenopausa con punteggio predittivo di malignità elevato come il test dell'indice multivariato, l'indice di rischio di malignità o l'algoritmo del rischio di malignità ovarica o uno dei sistemi di punteggio basati sugli ultrasuoni dell International Ovarian Tumor Analysis Group.

Sezione 8
Prevenzione delle cisti ovariche

Non esiste un mezzo efficace per prevenire la comparsa delle cisti ovariche. Dopo la scomparsa di una cisti ovarica, con o senza trattamento medico, verranno effettuati controlli di follow-up per assicurarsi che non vi siano recidive. I controlli regolari possono essere molto importanti per individuare precocemente potenziali recidive, il che può aiutare a risolvere rapidamente il problema e con un intervento chirurgico minimo o nullo (se non è maligno). Alcuni medici raccomandano contraccettivi ormonali a basso dosaggio come metodo per prevenire una recidiva, nonostante ci siano poche o nessuna prova della loro effettiva efficacia.

Assicurati di informare il medico se tu o la persona amata riscontrate cambiamenti, come cambiamenti nel ciclo mestruale, presenza di dolore o disagio pelvico o ricorrenza di altri sintomi di una cisti ovarica. I cambiamenti dello stile di vita possono o meno aiutare a prevenire le recidive; ciò include smettere di fumare, consumare pasti più sani ed esercitarsi regolarmente.

Sezione 9
Domande frequenti sulle cisti ovariche

Una cisti ovarica provoca dolore?

La maggior parte degli individui con cisti ovariche sono asintomatiche e le cisti vengono spesso rilevate per caso durante gli esami pelvici di routine o l'ecografia. Tuttavia, alcune cisti possono causare diversi sintomi, che a volte possono essere gravi. Le cisti ovariche maligne, invece, spesso non presentano sintomi finché non raggiungono uno stadio avanzato. In questo articolo scopriremo se le cisti ovariche causano sempre dolore e come lo causano.

Come può una cisti ovarica causare dolore?

Le cisti ovariche possono causare dolore in alcuni modi. Il dolore associato alle cisti ovariche è spesso dovuto principalmente alla pressione dei tessuti che circondano l'ovaio. A seconda delle dimensioni e della posizione della cisti, può esercitare pressione sugli organi e sui nervi circostanti. In alcuni casi, le cisti ovariche possono scatenare dolori lombari sordi e doloranti.

Inoltre, se una cisti ovarica scoppia, si rompe o si attorciglia, può causare dolore. Una cisti rotta può causare dolore improvviso e acuto al basso addome o alla schiena, gonfiore addominale e perdite o sanguinamento vaginale, tra gli altri sintomi. Inoltre, può causare dolore durante i rapporti sessuali o dispareunia.

I farmaci più comuni somministrati per alleviare il dolore causato da una cisti ovarica sono i farmaci antinfiammatori non steroidei (FANS). Si tratta di antidolorifici da banco, come l'ibuprofene o il naprossene, che possono aiutare ad alleviare il dolore causato dalle cisti ovariche.

Ricorda, se avverti dolore pelvico persistente o grave, è essenziale parlare con il tuo medico per determinare la causa sottostante e il trattamento appropriato.

Quanto peso può avere una cisti ovarica?

Le cisti ovariche variano in peso e il peso e le dimensioni delle cisti ovariche sono collegati. Le piccole cisti ovariche sono generalmente asintomatiche e vengono scoperte incidentalmente attraverso l'esame clinico o l'ecografia. Occasionalmente possono causare dolore o disagio. Alcune cisti ovariche possono crescere in modo anomalo in rari casi. Il contenuto di una cisti è il fattore più importante nel determinare il peso. I componenti cellulari e il contenuto fluido costituiscono la composizione cistica. Mentre la dimensione della massa cistica può essere determinata dalle scansioni per immagini della cisti ovarica. Le donne anziane hanno la possibilità di sviluppare queste gigantesche cisti ovariche. Sono stati segnalati anche cisti ovariche di grandi dimensioni del peso di 148,6 e 79,4 kg.

Quali sintomi sono associati alle cisti ovariche giganti?

Le cisti ovariche possono diventare piuttosto grandi in rari casi. Queste sono conosciute come masse cistiche ovariche giganti. I pazienti con cisti piccole sono spesso asintomatici finché il tumore non diventa abbastanza grande da avere un effetto massa sugli organi circostanti. La cisti può provenire da una varietà di posizioni, rendendo difficile individuare l'origine prima dell'intervento. L'effetto massa di una cisti ovarica gigante può causare una varietà di sintomi non specifici come gonfiore addominale, nausea e costipazione. Le cisti ovariche giganti sono estremamente rare; tuttavia, quando si verificano, è necessaria la rimozione chirurgica a causa non solo della morbilità e della mortalità associate all'effetto massa ma anche al rischio di malignità.

Quali sono i rischi di avere cisti ovariche anormalmente giganti?

Le masse cistiche addominali giganti sono rare e richiedono l'escissione chirurgica a causa dei sintomi che causano. Tuttavia, le complicazioni associate a cisti così grandi sono numerose, tra cui ostruzione intestinale, vomito, dolore, nausea e distensione.

La complicazione più grave è la rottura, che può provocare forti dolori pelvici superiori o addominali inferiori. Un'altra complicazione associata alle cisti ovariche è la torsione ovarica, che causa dolore nella parte superiore della pelvi o nell'addome inferiore. Un'altra complicazione associata alle cisti ovariche è la torsione ovarica. La torsione ovarica si verifica quando una cisti diventa abbastanza grande da causare la torsione dell'ovaia sui propri vasi sanguigni, interrompendo occasionalmente il flusso sanguigno. Questa complicazione richiede un intervento chirurgico immediato. Se non trattata tempestivamente, l'ovaio torto può morire, provocando un grave malessere e la perdita dell'ovaio. Ricorda che complicazioni come la rottura e la torsione ovarica saranno estremamente dolorose e richiederanno cure mediche.

Perché la mia cisti ovarica è cresciuta?

La maggior parte delle cisti ovariche sono funzionali, ma le cisti ovariche complesse hanno il potenziale per crescere e portare a gravi complicazioni. Nonostante la causa precisa di queste escrescenze cistiche anomale sia sconosciuta, ad esse sono stati collegati numerosi fattori di rischio, come squilibri ormonali, gravi infezioni pelviche, gravidanza, endometriosi e persino PCOS.

Le cisti ovariche sono un evento comune nelle donne. Le cisti ovariche funzionali sono un evento comune durante il ciclo mestruale. Queste cisti in genere non presentano sintomi e scompaiono nel giro di poche settimane.

Cisti dermoidi, cistoadenomi ed endometriomi sono alcuni tipi di cisti meno frequenti. Queste cisti possono svilupparsi ulteriormente e causare gravi complicazioni. La crescita cistica è una di queste e potrebbe essere un segno chiave della patologia maligna sottostante. Sebbene la causa esatta di queste escrescenze cistiche anomale sia sconosciuta, ad esse sono stati collegati numerosi fattori di rischio, tra cui squilibri ormonali, gravi infezioni pelviche, gravidanza, endometriosi e persino PCOS. Di conseguenza, questo articolo fornisce un riepilogo dei vari segnali di allarme, indizi diagnostici e misure preventive per lo sviluppo di cisti ovariche.

Quali segnali d'allarme indicano la crescita della cisti ovarica?

Le cisti ovariche semplici o funzionali in genere non presentano sintomi. Tuttavia, dermoidi e cistoadenomi sono esempi di cisti ovariche complesse che possono allargarsi in modo incontrollabile. Ciò potrebbe spostare l'ovaia fuori posizione. Oltre a ciò, può provocare una torsione ovarica, una condizione dolorosa in cui l'ovaio si è distorto. Quando una cisti scoppia, può provocare vomito, sanguinamento, respiro accelerato, debolezza, febbre, vertigini e forte dolore addominale. Inoltre, le cisti possono comprimere la vescica, provocando una minzione frequente o urgente.

Come si può valutare la crescita delle cisti ovariche?

Un'ecografia può rivelare una cisti, nel qual caso un ginecologo dovrà probabilmente monitorare ed eseguire un'altra scansione poche settimane dopo. Inoltre, se vi è il sospetto che la massa cistica possa essere cancerosa, il medico consiglierà esami del sangue di conferma per verificare la presenza di sostanze specifiche che possono indicare il cancro ovarico.

La presenza di queste sostanze chimiche in alte concentrazioni, tuttavia, non è sempre un segno di cancro perché possono anche essere causate da condizioni non cancerose come l'endometriosi, un'infezione pelvica, fibromi o persino il ciclo mestruale.

Come si può prevenire la crescita delle cisti ovariche?

Lo sviluppo delle cisti ovariche non può essere fermato, soprattutto nelle donne in età fertile. Tuttavia, l'individuazione precoce della cisti ovarica è possibile con esami ginecologici di routine. Di solito, le cisti ovariche che non sono cancerose non si sviluppano in cancro. Anche così, i sintomi del cancro ovarico possono assomigliare a quelli di una cisti ovarica. Pertanto, è fondamentale consultare un medico e ottenere una diagnosi corretta. Può essere utile mantenere un peso sano, condurre uno stile di vita sano ed essere consapevoli dei segnali di allarme. Parla sempre con il tuo medico se il tuo ciclo mestruale cambia, hai dolore pelvico persistente, perso l'appetito, perdi peso improvvisamente o ti senti pieno di stomaco.

Le cisti ovariche possono essere trattate senza intervento chirurgico?

Sì, la maggior parte delle cisti ovariche funzionali e non cancerose sono asintomatiche. In genere scompaiono da soli. Tuttavia, quelli che non lo fanno, devono essere attentamente monitorati. La cisti può richiedere la rimozione chirurgica se diventa grande, dolorosa o sembra cancerosa. Tuttavia, queste cisti ovariche non possono essere trattate con alcuni rimedi casalinghi, che possono solo aiutare nella prevenzione e nel sollievo dei sintomi.

Le formazioni sulle ovaie che contengono liquido sono chiamate cisti ovariche. Questi sono disponibili sia in forme cancerose che non cancerose. Tuttavia, è possibile che tu non sia consapevole di avere una cisti ovarica. Questo perché molti non mostrano alcun sintomo e potrebbero scomparire da soli. Tuttavia, si dovrebbe consultare un medico se si avverte un forte dolore pelvico o addominale, insieme a febbre e vomito. Considerando l'importanza della condizione, questo articolo discute le opzioni di trattamento non chirurgico e le misure domiciliari che possono aiutare ad alleviare i sintomi.

Come vengono trattate le cisti ovariche non chirurgicamente?

Il corso del trattamento per una cisti ovarica dipende tipicamente dalle dimensioni e dalla natura della cisti, dall'aspetto, dai sintomi associati e dall'età della paziente. Le cisti in genere non sono cancerose e spesso scompaiono entro pochi mesi. Una successiva ecografia potrebbe essere utilizzata per confermare che il problema si è risolto. Il termine "vigile attesa", noto anche come "approccio attendista", si riferisce all'osservazione di routine delle cisti ovariche funzionali da parte di un medico.

A causa di un lieve aumento del rischio di cancro ovarico, alle donne che hanno subito la menopausa può essere consigliato di sottoporsi a ecografie ed esami del sangue ogni quattro mesi per un anno. Nella maggior parte dei casi non sono necessari ulteriori test e trattamenti se le scansioni rivelano che la cisti è scomparsa. Se la cisti persiste e inizia a mostrare segni di cancro, potrebbe essere consigliato un intervento chirurgico.

Puoi sentire con la mano se hai una ciste alle ovaie?

No, non sempre. Le cisti funzionali ovariche in genere non causano alcun sintomo e scompaiono da sole. Tuttavia, a volte queste cisti non scompaiono e in questi casi si avverte dolore pelvico o addominale. La cisti ovarica si trasforma in genere in un'emergenza medica quando il dolore è accompagnato da nausea, febbre e altri sintomi simili allo shock.

Gli sviluppi cistici sopra o attorno alle ovaie generalmente non sono evidenti. E queste minuscole sacche piene di tessuto o di liquido sopra o all'interno delle ovaie sono in realtà abbastanza tipiche. Tuttavia, una cisti ovarica potrebbe essere la causa di un dolore addominale grave e persistente o di altri sintomi che non sembrano del tutto normali. Pertanto, in questo articolo vengono elencati i sintomi tipici delle cisti ovariche e quelli che richiedono cure mediche e i fattori di rischio ad essi correlati perché ignorarli potrebbe causare seri problemi di salute.

Quando qualcuno con cisti ovariche dovrebbe rivolgersi al medico?

Dovresti cercare assistenza immediatamente se avverti un forte dolore pelvico, soprattutto se si manifesta all'improvviso. Quanto prima ti rivolgi al medico, maggiori sono le possibilità che la tua ovaia venga salvata perché un'ovaia contorta può ridurre o arrestare il flusso sanguigno. Inoltre, si dovrebbe consultare un medico di emergenza se il dolore addominale è accompagnato da febbre, vomito, raffreddore, pelle umida, respiro rapido, vertigini o debolezza.

La cisti ovarica ha una sensazione fisica fuori dal corpo?

No, non sempre. Le cisti ovariche vengono spesso riscontrate durante un esame standard che prevede sia un esame clinico che un'ecografia. L'ecografia transvaginale è il metodo di rilevamento preferito; tuttavia, un esame clinico che includa un esame pelvico potrebbe non essere molto efficace. Le cisti dovrebbero essere monitorate regolarmente poiché hanno la possibilità di diventare cancerose.

Le cisti ovariche, che sono sacche liquide, possono formarsi all'interno o sulle ovaie. La maggior parte delle cisti ovariche non cancerose o cancerose sono causate da cambiamenti ormonali, gravidanza o malattie come l'endometriosi. Ricorda che il tipo più comune di cisti ovarica, una cisti ovulatoria o funzionale, è del tutto normale. Si espande ogni mese durante l'ovulazione. Di solito non causano alcun danno, non mostrano alcun sintomo e scompaiono da sole in poche settimane. Queste cisti ovariche, tuttavia, hanno la capacità di crescere e causare gravi complicazioni. Questo articolo fornisce una panoramica generale del significato della dimensione delle cisti, di come vengono valutate e di come le dimensioni delle cisti influenzano il modo in cui vengono trattate.

È possibile sentire una cisti ovarica fuori dal corpo?

No, non sempre. Le cisti ovariche sono tipicamente noduli pieni di liquido che possono svilupparsi su una o entrambe le ovaie in qualsiasi momento della vita di una donna. A volte sono solidi; in tal caso vengono definiti tumori, che è un termine medico per "gonfiore". Le cisti ovariche vengono spesso scoperte dai medici durante un esame di routine. L'esame pelvico è tipicamente parte del controllo clinico. L'esame clinico, tuttavia, potrebbe non essere molto utile per rilevarli; l'ecografia transvaginale è il metodo di imaging di scelta. Una volta identificate, le cisti devono essere trattate il prima possibile perché hanno il potenziale per essere cancerose. La maggior parte delle cisti, tuttavia, non sono cancerose.

Quali dimensioni e tipi di cisti ovariche esistono?

Le cisti ovariche si presentano in diverse forme, ciascuna con le proprie cause e caratteristiche. A seconda del tipo di cisti, anche le dimensioni di una cisti ovarica possono continuare a cambiare.

Quando il ciclo mestruale rispetta il programma prescritto, si sviluppano cisti funzionali. Tuttavia, la cisti potrebbe occasionalmente continuare a crescere. Questi consistono principalmente nel corpo luteo e nelle cisti follicolari. La maggior parte delle cisti funzionali misura tra 2 e 5 centimetri, l'ovulazione avviene quando queste cisti misurano tra 2 e 3 cm. Alcuni, tuttavia, potrebbero raggiungere una dimensione compresa tra 8 e 12 cm.

Quelle che sono anormalmente grandi sono cisti ovariche patologiche. Si tratta principalmente di cisti dermoidi, un tipo di tumore ovarico che tipicamente progredisce ad una velocità di 1,8 mm e raramente raggiunge una dimensione di 15 cm. I cistoadenomi possono anche diventare piuttosto grandi. Alcuni possono raggiungere un'altezza di 30 cm e dimensioni variabili da 1 a 3 cm. Infine, sebbene gli endometriomi siano tipicamente piccoli, possono avere dimensioni variabili come le altre cisti.

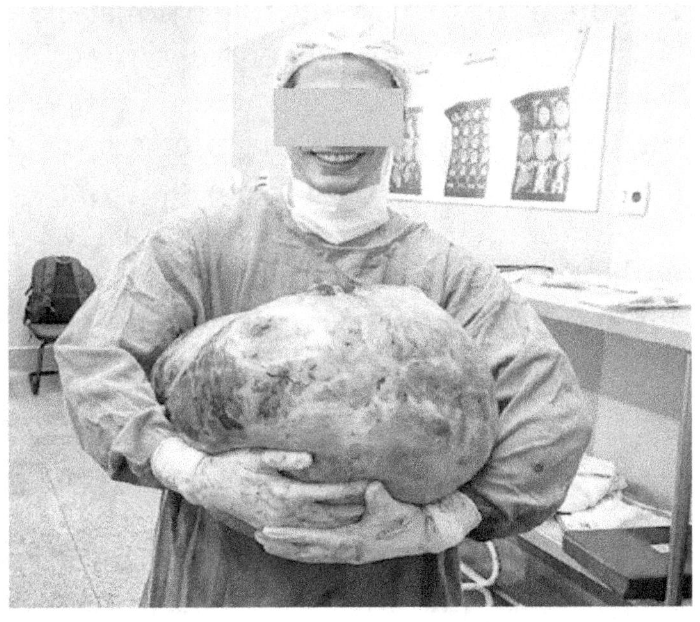

Come vengono trattate dal punto di vista medico le cisti ovariche?

Molte cisti ovariche si risolvono da sole e non necessitano di essere trattate. Di conseguenza, il medico potrebbe consigliarti un periodo di "vigile attesa", durante il quale dovresti tenere d'occhio la cisti per vedere se scompare dopo uno o due cicli mestruali.

Il medico potrebbe consigliarti di prescrivere antidolorifici se avverti disagio a causa di una cisti ovarica. Inoltre, la dimensione di una cisti può determinare se è necessario rimuoverla chirurgicamente.

La chirurgia in genere non è consigliata per le cisti ovariche non cancerose a meno che non misurano più di 10 centimetri. Tuttavia, questa regola non è fissata nella pietra. Ad esempio, una cisti semplice potrebbe non richiedere un trattamento finché non misura 10 cm o 4 pollici. Oltre a ciò, quando le cisti cancerose sono molto più piccole, possono essere rimosse.

Le cisti ovariche vengono spesso rimosse chirurgicamente utilizzando tecniche minimamente invasive come Laparoscopia. Tuttavia, quando una cisti è molto grande o si sospetta un cancro, può essere necessario un

intervento chirurgico a cielo aperto più esteso.
Il medico potrebbe prescrivere un contraccettivo ormonale se sviluppa frequentemente cisti funzionali. Questo farmaco non ridurrà una cisti esistente, ma può aiutare a prevenire lo sviluppo di nuove cisti funzionali.